Dʳ Louis LE DOSSEUR

DE L'UNIVERSITÉ DE PARIS

DES

TROUBLES INTELLECTUELS

CONSÉCUTIFS

à l'Intoxication oxycarbonique

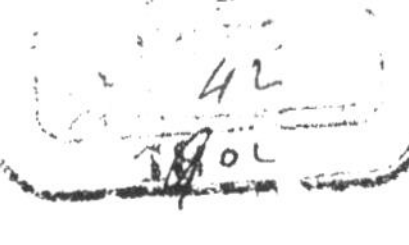

PARIS

Jules ROUSSET

36, RUE SERPENTE

1901

Dr Louis LE DOSSEUR

DE L'UNIVERSITÉ DE PARIS

DES

TROUBLES INTELLECTUELS

CONSÉCUTIFS

à l'Intoxication oxycarbonique

PARIS

Jules **ROUSSET**

36, RUE SERPENTE

1901

A MA FAMILLE

Hommage de reconnaissance.

A MES AMIS

A MON PRÉSIDENT DE THÈSE :

MONSIEUR LE PROFESSEUR RAYMOND

Professeur de clinique des Maladies Nerveuses à la Faculté de Paris.
Médecin de la Salpêtrière,
Membre de l'Académie de Médecine,
Officier de la Légion d'honneur.

INTRODUCTION

Dans ces derniers temps, les progrès scientifiques et les recherches contemporaines ont permis de jeter une lumière plus vive sur cette question si éminemment intéressante des intoxications. Et parmi elles, l'une a été profondément remaniée, nous voulons parler de l'empoisonnement par l'oxyde de carbone. Hygiénistes, médecins légistes, autant que cliniciens ont eu à s'occuper de ses symptômes et des complications tardives qu'elle nous offre. Les uns et les autres ne sont pas rares, surtout depuis que l'on s'est plu à les rechercher.

Pendant notre séjour à la Salpêtrière, dans le service de M. le professeur Raymond, il nous a été donné de voir une curieuse observation de ce genre. Et sur l'inspiration de M. le docteur Cestan, chef de clinique, nous avons entrepris de rechercher, de cataloguer, pour ainsi dire les faits épars touchant les troubles psychiques, suites de cette intoxication : ce qui ne nous semble pas jusqu'ici avoir été fait.

Nous les étudierons dans l'ordre suivant :

I. Aphasie.

Nous traiterons ensuite la Pathogénie ancienne et nouvelle des modes d'action de l'oxyde de carbone. Enfin nous terminerons par les quelques conclusions que nous croirons pouvoir poser.

Mais à la veille de clore nos études, qu'il nous soit permis de mentionner ici le souvenir reconnaissant que nous avons gardé de la bienveillance et du dévouement de nos maîtres de l'école de Rennes, les guides zélés de nos débuts.

Nous prions M. le docteur Cestan, dont l'obligeance ne nous a jamais fait défaut, d'agréer nos sincères remerciements pour l'observation inédite qu'il a bien voulu nous confier.

M. le professeur Raymond, dont nous avons eu l'avantage de suivre les instructives leçons, et dont nous avons éprouvé la bienveillance toute particulière, nous a fait le grand honneur d'accepter la présidence de notre thèse. Nous le prions de vouloir bien recevoir l'assurance de nos plus respectueux sentiments et de notre plus vive gratitude.

EMPOISONNEMENT PAR L'OXYDE DE CARBONE

Accidents consécutifs.

Le gaz oxyde de carbone a été découvert par Priestley et étudié par Cruikshand en 1802. D'après Eulenberg et Pakiowsky, 1/2 à 1 0/0 d'oxyde dans l'air suffit pour causer la mort ; sans être mortelle dans tous les cas, l'inhalation peut déterminer des accidents sérieux dans des cas nombreux à dose moindre, car il en suffit de 1/5000 dans l'air pour qu'il y ait absorption par le sang (Gréhant), et à 1/1000 l'absorption par le sang est telle qu'il y a bientôt un mélange à parties égales d'oxyde de carbone et d'oxygène.

Ce gaz se produit dans la combustion défectueuse des appareils de chauffage, en particulier des poêles mobiles. Le gaz d'éclairage en contient dans la proportion de 25 0/0 ; enfin notons que les incendies de maisons en produisent de grandes quantités.

L'empoisonnement par ce gaz forme en France les 4/5 des suicides, ce qui s'explique par la facilité avec laquelle on peut se procurer tout ce qui est nécessaire pour arri-

ver au but sans éveiller les soupçons, et la croyance
qu'il permet de passer sans souffrance de vie à trépas.
Mais il peut être accidentel, ou criminel. Il est d'autant
plus redoutable qu'aucune odeur ne le décèle et que
sous l'influence d'une intoxication chronique et insoup-
çonnée, on peut voir survenir des accidents redoutables
dont seule une certaine perspicacité peut faire découvrir la cause, accidents qui bien des fois ont été causes
d'erreur, et que l'on s'expliquerait difficilement, si l'on
ne connaissait l'affinité extrême de l'oxyde de carbone
pour le globule sanguin.

Ce gaz, lorsqu'il n'a pas causé la mort, laisse souvent
dans l'organisme des traces profondes de son passsage.
Ces accidents peuvent revêtir une marche aiguë ou chronique, survenir pendant la période asphyxique, ou
n'apparaître qu'un certain temps après. Leur nature est
diverse, avec prédominance sur le système nerveux.

Les plus fréquemment observés, ce sont les *paralysies*.
Bourdon est le premier qui dans sa thèse (Paris, 1843)
en commence l'étude et en donne de nombreuses observations. Depuis, de nombreux auteurs s'en sont occupés,
et ont essayé d'expliquer leur pathogénie. Il nous suffira
de citer les thèses de Laroche, Molliet, Mondon, Simon,
Bruneau, Vialettes, Brissaud ; et les travaux de Rendu,
Lancereaux, Boulloche, Leudet, etc...

Voici quelles sont leurs formes : L'*hémiplégie* est très
fréquente, elle frappe à la fois la face et le corps. Cependant contrairement à ce qui se passe dans la plupart des
hémiplégies d'origine cérébrale, la paralysie faciale
porte souvent sur l'orbiculaire des paupières (Faure,

Rendu). — Il y a aussi des hémiplégies incomplètes ; ainsi dans une observation de Comby la face était respectée, et l'hémiplégie droite ne commençait qu'à partir du membre supérieur. Il n'existe pas d'exemple où les lésions aient été alternes. On peut y rencontrer des contractures : Rendu a publié une hémiplégie droite complète avec contracture permanente du petit doigt et de l'annulaire de la main correspondante.

La paraplégie ou paralysie des deux membres inférieurs se présente sous différents degrés, depuis la simple parésie Portal) jusqu'à la paralysie vraie Laroche. Simon...) Et à ce propos Marcel Briand fait remarquer leur analogie avec ce qu'on observe dans l'intoxication alcoolique.

Enfin on peut voir des paralysies partielles du mouvement n'affectant qu'un bras, une jambe. Elles peuvent ne frapper qu'une partie du corps très restreinte (un groupe musculaire par exemple), ou se localiser à tout un membre et constituer de véritables *monoplégies*. Bourdon en a rapporté plusieurs exemples ; Vergely cite une paralysie de la jambe et du pied droit. Leudet a présenté l'observation d'un malade atteint de paralysie des extenseurs des trois derniers doigts de la main droite.

Exceptionnellement ces paralysies peuvent se généraliser et entrainer la mort en simulant une myélite aiguë (Leudet).

Les *troubles de la sensibilité* sont fréquents, on les trouve toujours dans les mêmes régions que les paralysies motrices. Vialettes n'a jamais rencontré leur dissociation. Ils consistent en anesthésie, ou analgésie, plus rarement en hyperesthésie : parfois ce sont des névralgies plus ou moins rebelles, faciale, costale, etc.

Les *troubles trophiques* ne sont pas rares : tantôt ce sont des plaques œdémateuses sur le trajet des nerfs paralysés, tantôt des eschares apparaissant en divers points du corps ; talon, gros orteil, pointe de la langue, comme en ont vu Verneuil, Arnozan, Dœlidet, etc., ou bien ce sont des éruptions herpétiques, acnéiformes, du glossy-skin.

Les *troubles des organes des sens* ont été notés plusieurs fois par les auteurs : l'audition, la vision sont plus ou moins compromises. Bourdon, Raffegeau, Kayser en rapportent des exemples.

La *glycosurie* a été rencontrée assez souvent chez ces malades (Lancereaux, Arnozan).

Signalons encore comme curiosité : un cas simulant la sclérose en plaques vu par Becker ; un cas d'abasie trépidante publié par Charcot, un cas de tétanie vu par Voss, la chorée et quelques accidents hystériques divers : convulsions, etc.

TROUBLES INTELLECTUELS

I. — **Aphasie**.

Les troubles intellectuels consécutifs à l'intoxication oxycarbonée sont éminemment intéressants. Voyons d'abord les troubles du langage, de la parole, en un mot, l'aphasie.

Tantôt c'est *un simple trouble*, une sorte d'embarras, d'accrocs de la parole, de bégaiement, il n'y a pas d'aphasie véritable. Tel le malade vu par Leroy, et une des malades de Trénel.

Tantôt c'est de l'*aphasie motrice pure*, existant d'une façon plus ou moins complète. Et alors, ou bien elle accompagne l'hémiplégie, ce qui n'a rien d'étonnant, ou bien elle fait cortège à la démence. C'est ainsi qu'elle est citée, et simplement citée sans détails dans les observations de Bourdon, Simon, Bruneau, Laroche, Molliet, etc.

Le malade de Lachaux avait une parésie droite et était en même temps aphasique. Le trait le plus caractéristique de sa physionomie était la mimique exagérée à laquelle il se livrait pour subvenir à l'incohérence et à la

pauvreté de son vocabulaire. Mais ici il existait proba-
blement une lésion cérébrale antérieure à l'intoxication
qui enlevait à l'aphasie tout caractère particulier.

Ou bien l'aphasie apparait comme *symptôme unique*,
sans paralysie concomitante, sans démence, et ce fait
est déjà plus rare. Mais les observations publiées sont
insuffisantes, et ne donnent aucun détail sur la forme
même de l'aphasie.

Ainsi Bourdon cite le cas d'un tailleur (**23 ans**) qui à la
suite de son intoxication resta cinq jours privé de la vue,
de l'ouïe et de la parole. Il guérit, puis sept jours après,
à la suite d'une marche faite en plein soleil, il fut repris
des mêmes symptômes. Le sixième jour seulement il
recommença à parler en n'employant presque exclusive-
ment que des voyelles ; puis la parole alla en s'améliorant
de plus en plus et quinze jours après elle était revenue à
l'état normal. Il n'avait pas d'agraphie puisqu'il écrivait
pour se faire comprendre ; pas d'amnésie non plus. Il
comprenait parfaitement tout ce qu'on lui disait.

Dans l'observation de Scott, il y est dit simplement
que le malade articulait mal.

Mais il est une autre forme dont nous n'avons retrouvé
aucun précédent dans nos recherches, et qui sans doute
n'avait jamais été vue, c'est l'*aphasie amnésique*. Grâce
à l'obligeance de M. le docteur Cestan, chef de clinique
à la Salpêtrière, que nous ne saurions trop remercier, il
nous a été donné de voir une malade qui présentait cette
forme à un haut degré. C'est, nous en sommes persuadé,
un cas unique et excessivement curieux, et c'est à ce titre
que nous le publions ci-après.

Observation (Inédite)

Mme L..., est âgée de 41 ans. Son père et sa mère sont encore vivants et en bonne santé ; pas d'antécédents hystériques. Jeune, elle n'a pas eu de convulsions, et n'a pas fait de maladies. Réglée à onze ans, elle a toujours été bien réglée ; mais actuellement ses règles commencent à diminuer. Mariée, elle a eu quatre enfants, et n'a jamais fait de fausses couches. Tous ses enfants sont vivants et en bonne santé. Cette femme n'avait pas d'antécédents alcooliques ; elle vaquait aux soins de son ménage, donc pas de profession exposant à une intoxication.

Depuis quelques années, la malade avait des accès de dépression, elle devenait triste, inquiète ; se sentait dégoûtée de l'existence, et songeait souvent au suicide. En un mot elle semble avoir présenté des *accès de mélancolie anxieuse à forme neurasthénique*. Finalement sous le coup d'un accès plus fort elle passe des projets à l'acte ; et le 15 mars 1900, elle essaye de s'asphyxier dans sa chambre avec un réchaud de charbon : il était 10 heures du soir et sa famille était couchée. Après quelques moments elle perd connaissance et tombe sur le plancher. Ce n'est que cinq heures après que l'on vint à son secours : l'odeur de fumée réveilla quelques membres de sa famille et on accourut. On trouva la malade par terre, couchée sur le côté gauche, le bras replié sous elle. Des soins lui furent prodigués, et elle reprit connaissance.

Tout de suite après être revenue à elle, Mme L... constate qu'elle ne peut pas remuer son bras gauche. Elle vient alors à la consultation de la Salpêtrière, c'était le 17 mars, deux jours après l'accident. C'est là que nous la vîmes pour la première fois, à ce moment-là elle présentait uniquement ses phénomènes de paralysie. Il fut alors procédé à son examen.

La malade a un aspect vigoureux, l'état des principaux viscères est satisfant. Elle s'exprime facilement, et clairement ;

c'est elle-même qui nous donne tous les détails sur sa tentative
de suicide, ou les antécédents pathologiques que nous lui demandons. Elle accuse simplement de l'impotence fonctionnelle
de son membre supérieur gauche.

La malade se présente avec un bras immobile et abaissé, ap-
pliqué contre le tronc en adduction et rotation interne. L'avant-
bras est étendu sur le bras, et la main est dans l'attitude de la
pronation avec flexion des doigts.

La région deltoïdienne est aplatie, ce qui lui donne la forme
en épaulette. Au bras, il existe aussi une amyotrophie très nette
portant sur la région antérieure qui contraste avec l'intégrité
du triceps. Au palper, les muscles biceps et brachial antérieurs donnent une sensation de mollesse.

Les mouvements des doigts se font avec facilité, ainsi que
les mouvements de l'articulation radio-carpienne. Mais la malade ne peut fléchir l'avant-bras sur le bras ; on ne sent pas en
demi-pronation la corde du long supinateur. L'extension de
l'avant-bras sur le bras est conservée ; la supination dans l'extension est impossible. Les mouvements d'abduction du bras
sont complètement abolis, il en est de même des mouvements
de rotation en dedans et en dehors. Ainsi, la malade ne peut
porter la main à sa bouche, ni l'amener vers la région dorsale.
Les mouvements d'élévation du moignon de l'épaule persistent.

Les muscles paralysés sont donc : le deltoïde, le brachial
antérieur, le biceps et le long supinateur, en un mot les muscles du groupe Duchenne-Erb. Dans aucun on ne voit de
secousses fibrillaires.

On ne constate pas de troubles trophiques cutanés. Il n'y a
pas non plus de troubles vaso-moteurs ni sudoraux. Le réflexe
du coude, les réflexes des radiaux sont abolis à gauche, con-
servés à droite du côté sain. A noter également l'absence complète de troubles de la sensibilité. Mais l'examen électrique
a montré une diminution de la contractilité musculaire.

Les organes des sens sont normaux. A l'œil il n'y a ni
signe d'Argyll, ni myosis, ni rétrécissement de la fente palpé-

braie, ni rétraction du globe oculaire. A l'oreille, pas de surdité.

Le membre supérieur droit, et les deux membres inférieurs ne présentent aucun symptôme anormal.

Le diagnostic porté fut donc : *Paralysie radiculaire supérieure, type Duchenne-Erb d'origine traumatique*. Et c'est sous ce titre que la malade fut présentée à l'amphithéâtre de la clinique Charcot, le 20 mars, par M. le professeur Raymond.

Puis la malade partit, mais elle revint 4 jours après demander à entrer à la Salpétrière ; non tant pour se faire traiter sa paralysie que parce que venaient d'évoluer subitement certains troubles de la mémoire et de la parole qui l'avaient fort effrayée, elle et sa famille. Voici comment ceci était arrivé : jusque-là, Mme L... causait parfaitement bien et très librement, et se souvenait de tous les événements des jours passés et les racontait sans difficulté, lorsque le matin de ce jour, après une nuit tranquille, elle s'aperçut subitement à son réveil qu'elle avait de la difficulté à causer. Elle ne trouvait plus ses mots, ne pouvait achever une phrase, et quelque effort qu'elle fît pour retrouver les mots elle ne parvenait pas à s'en souvenir ; ou bien elle se trompait constamment et disait un nom pour un autre. En outre, elle ne se rappelait plus exactement ce qui lui était arrivé, s'étonnait qu'on lui parle de la Salpétrière et ne se rappelait plus y être allée consulter 3 jours avant... etc. En présence de ces symptômes, on l'admit Salle Charcot, n° 5. C'était le 24 mars, donc neuf jours après sa tentative de suicide.

Dès lors nous allons voir notre malade présenter à nos yeux deux tableaux différents : 1° le tableau de sa paralysie quasi-classique ; 2° celui de ses troubles mentaux, et de son aphasie particulière.

Quant à sa paralysie radiculaire, elle était sensiblement la même qu'au premier examen. Seulement la malade accusait quelques troubles de sensibilité spontanés : c'étaient des fourmillements, des douleurs à marche paroxystique avec dans l'intervalle d'assez longues rémissions. A la pression les masses musculaires sont légèrement douloureuses, ainsi que la région du pli du coude. D'ailleurs ces sensations pénibles s'amendèrent rapidement dans les jours qui suivirent son entrée à la salle Charcot.

Mais jamais l'on ne put observer ni anesthésie, ni thermoanesthesie, ni analgésie, ni dissociation, ni perte du sens musculaire. L'examen électrique fut de nouveau pratiqué, et confirma la réaction de dégénérescence dans les muscles cités.

L'état mental de Mme L... mérite d'être étudié avec un peu d'attention. Le caractère général de sa névrose était une *mélancolie profonde*. Elle était toujours triste, inquiète, pleurait facilement mais sans pousser de gémissements, ni jeter de hauts cris. Les soucis et les déboires de l'existence lui tenaient fort à cœur, et lui causaient un indicible chagrin. Ce fond existait déjà avant l'accident qui lui arriva. Depuis elle présentait une *apathie singulière* ; elle ne réagissait pas aux impressions extérieures. En la secouant, en essayant de la faire s'intéresser à quelque chose, on ne parvenait pas à la sortir de son immobilité. Les événements la laissaient indifférente, comme tout ce qui se passait autour d'elle. La volonté lui faisait également défaut, l'idée personnelle même semblait lui manquer. Elle passait ses journées, assise sur sa chaise, les yeux perdus dans le vague de ses pensées : l'idée ne lui venait pas d'elle-même d'occuper le temps à quoi que ce fût, il fallait l'y contraindre.

L'examen était un peu compliqué, étant donnés les troubles de la parole présentés par notre malade et que nous étudierons plus loin. Voici cependant ce qu'il nous a été donné de recueillir touchant *les troubles de la mémoire*, à force d'interrogations, et de rappels de ses souvenirs.

Mme L... avait conservé la mémoire des *actes ordinaires* de la vie, comme de la vie à l'hôpital. Elle buvait, mangeait, exécutait ses soins de toilette, aidait aux mille travaux de la salle où elle se trouvait, tout cela sans le plus léger trouble. Sortie se promener dans les cours, elle retrouve bien l'entrée de sa salle et reconnait bien son lit.

Elle reconnait bien les *personnes* de sa famille, et en les voyant elle ne semble pas ressentir de forte émotion. Elle ne sautait pas au cou de ses enfants lorsqu'ils venaient la voir, pleurait à peine à leur départ. Et tout le temps qu'ils restaient auprès d'elle, elle sortait peu de son apathie habituelle.

Elle reconnait aussi constamment l'infirmière de sa salle, ses voisines de lit, les externes du service, ou le médecin chargé d'électriser son bras paralysé.

Quant *aux événements*, elle a perdu le souvenir de tous les faits qui se sont passés depuis sa tentative de suicide jusqu'au moment où sont apparus les troubles de la parole, c'est-à-dire s'étendant à une période de huit jours. Ainsi elle ne se rappelle plus être venue déjà à la consultation et avoir été présentée à la clinique. Elle ne reconnait pas le médecin qui l'a vue la première fois à la Salpêtrière, et qui l'interroge pour la seconde fois. Elle ne se souvient plus de ce qu'elle a fait pendant ces huit jours-là, ni de ce qui s'est passé chez elle ni des promenades qu'elle a faites avec ses enfants. Elle a oublié qu'elle est venue ici trois fois se faire électriser. D'ailleurs quand on l'amène, elle ne sait pas où elle se trouve. Elle ignore également la date de son entrée, et par suite de cette interruption le mois, la semaine, le jour où elle vit.

Elle prétend se souvenir parfaitement de sa tentative de suicide, de tout ce qui l'a précédée, en un mot de tous les événements antérieurs de sa vie.

Son amnésie revêtait donc la forme *antérograde*, et semble s'être limitée là. Car dans la suite elle prétendit se rappeler très bien les événements récents, ou qui s'étaient passés depuis l'apparition de ses troubles du langage, quoi qu'elle ne pût les exprimer.

Les *troubles de la parole* chez notre malade sont des plus intéressants. C'était au point de vue clinique de l'*aphasie amnésique*, si nous pouvons nous exprimer ainsi. Il n'y avait pas de dysarthrie. la prononciation des mots était facile. La malade comprend parfaitement bien ce qu'on lui dit, et répond par oui ou par non aux questions posées. Seule la mémoire des mots spontanés ou répétés était troublée. L'image de l'objet venait, elle saisissait parfaitement le rôle des objets, mais ne pouvait prononcer leur nom ; ou bien elle se trompait et disait un mot pour un autre. Elle prononce parfois des phrases. mais ne parvient jamais à les finir, arrêtée à un moment donné par un mot dont elle ne peut plus trouver le souvenir, quoiqu'on sente qu'en elle l'idée est parfaite. Aussi il est impossible de converser avec elle.

Pour en donner des exemples, on lui présente un verre, et on lui en demande le nom. Elle cherche et dit : « Sieau », puis à peine le mot prononcé, s'aperçoit d'elle-même que ce n'est pas cela. Elle recherche, parait faire des efforts, et après quelques tentatives infructueuses, elle est prise d'un accès de colère ou de désespoir. Alors on lui dit le mot : verre ; elle pousse un soupir, sourit et répète. Mais quelques heures plus tard ou le lendemain elle ne s'en souvient pas.

On prend un crayon, et l'on fait le geste d'écrire. puis on lui demande : « Qu'est-ce que je fais là ? » Elle cherche encore, presse son front, le frappe. puis s'écrie : « Ah, je sais bien, je sais. mais je ne peux pas dire ». et elle se met à pleurer.

On lui dit une phrase très simple, celle ci par exemple : « la parole est d'argent, et le silence est d'or » et on la prie de la répéter. Elle entame : « La parole est... d'or... et le...... », impossibilité d'aller plus loin.

Elle prétend se souvenir des dates de la semaine, mais ne pas pouvoir les dire. Nous la prions de nous énoncer les jours de la semaine, son premier cri est : « Oh ! je sais bien. mais je ne peux pas. » En insistant elle commence : « Lundi, (puis) mercredi... (s'arrête) mar... (après un temps) mardi... mercredi... vendredi... ah ! et l'autre, ah ! je ne peux pas le dire,.. je sais bien, ah ! que c'est emb....t. » Si nous lui demandons combien il y en a, elle lève 7 doigts en l'air, après une légère hésitation.

Son aphasie porte surtout sur les noms des objets rares, et les termes peu usuels. Elle a oublié l'articulation des noms propres, des noms de choses concrets, des adjectifs pris substantivement. Elle prononce encore certains verbes, par exemple : se suicider. Elle a oublié : manger, mais prononce : boire.

Mme L... n'avait *pas de surdité verbale*, elle entendait et comprenait très bien tout ce qu'on lui disait. Mais la compréhension était un peu lente et elle mettait un certain temps avant de répondre.

La *cécité verbale* existait au contraire chez elle assez marquée. Elle n'avait pas d'hémiopie, ni aucun trouble visuel ; l'examen des yeux chez elle n'a rien démontré d'anormal.

Elle lit et prononce certains mots, mais peu ; nous lui montrons sur un bulletin la ligne : Clinique Charcot. Elle dit : Charcot, mais ne parvient pas à prononcer le premier mot.

D'autres fois elle dit un mot pour un autre. Elle ne comprend pas le sens des mots qu'elle voit, ou du moins très imparfaitement ; parfois elle a une teinte vague de ce que les lignes écrites peuvent signifier, mais il lui est impossible d'en rendre compte. Et quand on lui demande le sens, elle répète son invariable formule : je sais, mais peux pas.

Ainsi nous étendons un journal sous ses yeux, elle promène son doigt partout et nous dit : « Oh ! je sais ça, tout ça comme vous, mais je ne peux pas, je ne peux pas dire. » Nous la prions de lire ces mots : Saint-Malo. Elle prononce : Saint... Joseph, puis s'interrompt : « Mais non, mais non, c'est pas ça, ah ! comment donc ? » Elle trépigne, semble s'irriter puis renonce à chercher davantage et s'écrie : « Ah ! que c'est drôle, c'est emb...! »

Nous dirigeons son attention sur un petit article intitulé : Vente de meubles ; et nous lui demandons si elle comprend ce que signifie cet article : « Oui, répond-elle. — Alors de quoi s'agit il ? — Ah ! je ne peux pas vous dire. — Pourtant essayez. — .....? — Voyons, s'agit-il d'un mariage ? — Elle se met à rire : Non, dit-elle. — D'un accident ? — Non plus. — Eh bien !

alors de quoi? Pourquoi dites-vous non? — Oh je sais bien c'est pas ça, mais... je ne peux pas. »

Alors nous lui disons : s'agit-il d'une vente de meubles? — A ce moment sa figure s'illumine : « Ah! oui. oui, c'est ça », dit-elle.

L'agraphie existe également. Notre malade savait parfaitement écrire avant son accident, mais depuis impossibilité presque absolue. Nous lui mettons la plume er main, et la laissons libre d'écrire ce qu'elle voudra. Elle écrit d'abord : Leroy, qui est son nom propre. — L'autre, dit-elle, et elle écrit : Lucien, puis s'arrête et s'écrie : « Mais non, pas ça, comment donc? » et elle fait claquer sa langue comme quelqu'un dans l'embarras.

Nous la prions d'écrire le mot : main. elle fait deux ou trois jambages indécis, puis repose la plume en répétant son invariable refrain.

Tels sont les symptômes présentés par notre malade, ils sont des plus intéressants et des plus curieux. Mme L... est restée 6 mois à la Salpétrière, et en est partie sans que les troubles de la parole se soient amendés d'une façon sensible. Sa paralysie au contraire était en voie de guérison, et elle continua par la suite à venir se faire électriser.

Nous avons revu Mme L... le 1ᵉʳ juillet 1901, elle se sert maintenant parfaitement de son bras gauche. mais ce qui l'inquiète toujours, ce sont les troubles de la parole qui eux ont persisté au même degré. Nous lui demandons depuis combien de temps elle est en traitement. après un effort elle nous répond : 12 mois, et.... et... puis elle élève sa main gauche. plie le petit doigt à l'aide de l'autre main et nous montre les 4 autres doigts étendus, ce qui fait en tout 16 mois, date exacte.

DIAGNOSTIC

Recherchons quelle peut-être chez notre malade la cause des accidents : paralysie et troubles mentaux.

Nous éliminons d'emblée et l'*alcoolisme* qui n'a jamais existé chez Mme L...., et le *saturnisme* auquel elle n'était pas exposée. Et d'abord un premier point se présente à notre esprit : seraient-ce des *accidents hystériques* ?

I. — De sa constitution générale Mme L... n'est pas hystérique. Elle n'a jamais eu de crises, pas de convulsions : Il n'y a pas d'antécédents hystériques dans sa famille. Nous n'avons relevé chez elle aucun stigmate : aucun trouble de la sensibilité, aucune zone anesthésique. Pas d'amblyopie, pas de rétrécissement du champ visuel.

Mais cette absence ne prouve rien, car il existe des accidents hystériques mono-symptomatiques. Et à Charcot revient l'honneur d'avoir démontré le premier l'existence de l'hystéro-traumatisme. Et les intoxications peuvent être au premier chef les provocateurs de l'hystérie. On a cité le plomb, l'alcool, le mercure et aussi l'oxyde de carbone.

Voyons donc attentivement ce point, et pour cela analysons et comparons la symptomatologie des accidents présentés par notre malade.

Et d'abord sa paralysie: nous avons vu qu'elle est limitée au groupe des muscles Duchenne-Erb, c'est-à-dire non systématisée; elle s'accompagne d'une amyotrophie très nette, les réflexes tendineux sont abolis. Il n'y a pas de troubles de la sensibilité caractéristiques, enfin il y a des troubles des réactions électriques, de la R.D.,

Les paralysies hystériques au contraire sont souvent systématisées, et disséminées. Les réflexes tendineux sont normaux ou parfois légèrement exaltés. Très fréquemment il y a des troubles de la sensibilité: anesthésie ou hyperesthésie a contours géométriques. L'amyotrophie y est rare, pourtant Charcot et Babinski l'ont signalée, et depuis des observations probantes en ont été publiées par Ballet, Brissaud, Raymond. Dans ces cas alors la contractilité électrique diminue proportionnellement au degré de l'atrophie, mais la R. D. fait défaut. Il est vrai, on a signalé des cas d'amyotrophie hystérique s'accompagnant de R. D., mais nous croyons que pour être admise sans réserve, cette particularité doit être confirmée par de nouveaux faits.

Pour toutes ces raisons il ne nous semble pas qu'ici la paralysie soit d'origine hystérique.

Au point de vue mental.

L'amnésie hystérique existe; elle peut survenir brusquement comme premier épisode. Elle est rétrograde ou antérograde, et peut être aussi localisée, c'est-à-dire portant sur l'ensemble des souvenirs se rattachant à une certaine période de la vie. Les troubles de langage les plus divers ont été notés, mais c'est surtout du mutisme et de l'aphonie. Enfin la volonté peut être affaiblie, l'aboulie plus ou moins grande.

Mais l'amnésie de l'hystérique est mobile et contradictoire ; elle y est aussi indifférente qu'à son anesthésie. Ce qui domine chez elle, c'est l'idée fixe, l'obsession. Son aboulie est également diffuse et incomplète.

Chez notre malade nous retrouvons bien cette apathie, cette torpeur, mais elle en a conscience, elle en souffre. Son amnésie lui tient à cœur, puisque nous la voyons pleurer, trépigner lorsqu'elle ne parvient pas à se rappeler le mot qu'on lui demande. Elle est capable d'efforts, d'attention à certains moments ; enfin elle n'a pas d'idée fixe.

En somme, nous ne croyons pas que Mme L... présente de troubles hystériques, bien que le diagnostic reste un peu incertain. Il serait bon de ne pas forcer la note, et à ce propos nous pourrions dire avec Pitres que dans l'ensemble des cas d'origine toxique il en est qui appartiennent évidemment à l'hystérie vraie, mais il importe beaucoup de ne pas la confondre avec les troubles hystériformes appartenant en propre à l'intoxication et résultant directement de l'action du poison introduit dans l'organisme. Or, comment les différencier ? jusqu'ici aucune marque distinctive n'a pu être indiquée.

II. — N'existerait-il pas *une lésion cérébrale*, comme Bourdon, Pœlchen, etc., en ont démontré des exemples ?

Il existe bien des monoplégies de cause cérébrale, mais pas de paralysie radiculaire du type Duchenne-Erb, c'est impossible. D'ailleurs ici il y a une amyotrophie considérable, de l'abolition des réflexes, de la R D. et jamais la malade n'a accusé dans ce membre de crises d'épilepsie bravais-jacksonienne.

Au point de vue intellectuel, ce n'était pas une aphasique pure, la troisième circonvolution frontale n'était pas lésée. Celle-ci n'a que quelques monosyllabes en un mot à son service, et ce mot, elle le répète invariablement à propos de tout. Qu'on lui donne à répéter le mot de l'objet qu'elle n'a pas su trouver, elle en est incapable, ou lance un nom quelconque.

Mme L... répète parfaitement bien ce qu'on lui dit, et est capable de prononcer d'elle-même quelques lambeaux de phrase. Si elle ne parlait pas, c'est qu'elle ne se souvenait pas, elle était aphasique, parce qu'amnésique.

III. — S'agirait-il de *polynévrites ?*

Les polynévrites dues à l'oxyde de carbone ont un aspect assez particulier. La paralysie s'établit progressivement, et débute par les extrémités pour se localiser ensuite de préférence au groupe antibrachial si c'est le membre supérieur. Il est rare qu'elle reste rigoureusement localisée à un côté du corps, plus souvent elle est symétrique. Rarement aussi il se développe une atrophie bien accusée ; et, phénomène exceptionnel dans les polynévrites, les réflexes tendineux sont rarement affaiblis et souvent même exagérés. Enfin, il y a presque constamment des troubles de la sensibilité en divers sens, avec parfois des troubles vaso-moteurs, sécrétoires ou trophiques.

Chez notre malade, au contraire, la paralysie est bien

limitée, bien localisée au groupe des muscles D E, qui se contracte par la faradisation appliquée au point de Erb. Elle est nettement radiculaire, affectant les 5° et 6° paires cervicales. Et puis elle est apparue brusquement, d'emblée, frappant primitivement et uniquement la racine du membre. Enfin il n'y aucun trouble sensitif ou autre. On a trouvé la malade couchée sur le côté gauche le bras replié sous elle, il y a eu là traumatisme et la paralysie consécutive est nettement le fait d'une compression ou d'une élongation. C'est une paralysie radiculaire d'origine traumatique, et non une polynévrite.

Quant aux troubles intellectuels : apathie, amnésie, aphasie, nous croyons à bon droit pouvoir les faire rentrer dans le cadre des psychoses polynévritiques de Korsakoff, pour les raisons et avec les restrictions que nous énoncerons à propos de la démence, lorsque nous aurons étudié les autres troubles psychiques dus à l'oxyde de carbone.

II. — **Délire aigu**.

Tantôt au sortir du coma apparait un délire aigu, bruyant, une sorte d'*excitation maniaque*, mais très rarement accompagnée d'hallucinations, comme l'avait déjà affirmé Bourdon. W. Jergolsky en vit un cas qui dura 7 heures.

Casper Liman a vu un homme de 29 ans, pris subitement d'un accès délirant aigu, sorte de frénésie ; il dit être le diable, devient très agressif, brise des chaises résiste, violemment quand on veut l'arrêter. Le lendemain après un sommeil profond, il redevient lucide, sans souvenir de la nuit précédente. La seule cause possible de cet accès serait pour l'auteur une intoxication accidentelle.

Ruata-Albino cite le cas d'un homme qui resta pendant cinq jours en proie à un délire hallucinatoire aigu, ce fut l'unique symptôme. On apprit après la disparition de ce délire, que le malade était resté pendant une journée dans une salle surchauffée par un calorifère, et qu'il avait alors éprouvé une céphalée frontale intense, puis il avait perdu la conscience de son état.

Dans l'observation III de M. Briand, la malade présente à son réveil un peu d'excitation intellectuelle. Elle verse quelques larmes, se met à déclamer, à chanter des cantiques qu'elle accompagne du balancement de son bras carbonisé. Aussi le médecin de la localité conclut à sa séquestration immédiate dans un asile d'aliénés.

Un malade observé par MM. Bouchereau et Raffegeau se montra très agité pendant plusieurs jours ; il criait et se démenait à ce point qu'il fallut plusieurs personnes pour le maintenir. Il ne paraissait pas avoir d'hallucinations.

Le malade de Thomsen présente de même une période d'excitation qui disparut en 48 heures pour reparaitre quinze jours plus tard et être suivie de démence.

Un malade de Bourdon qui d'abord s'était remis de son intoxication, fut pris sept jours après à la suite d'une marche au soleil, de délire aigu et d'agitation qui nécessitèrent l'emploi de la camisole de force.

Dans une observation de Trenel, une femme de 21 ans

après un coma de 6 heures, a d'abord une crise convulsive mal déterminée. Puis pendant les jours suivants, elle est de plus en plus agitée ; elle tire la langue, grimace, bat les enfants qu'elle rencontre dans la rue. Elle a des colères violentes et veut tuer le monde. Elle répète à satiété des lambeaux de phrases : « Carnot est mort tué par un Italien » ; compte jusqu'à 13 plusieurs fois de suite, récite à maintes reprises le calendrier, s'enquère à chaque instant de la date du mois... etc.

M. Leroy a noté également un accès de délire furieux d'une durée de plusieurs heures éclatant quelques heures après le coma chez un homme de 28 ans, et suivi d'un état de stupeur complète pendant cinq jours.

Kayser a constaté chez une femme de 36 ans des accès d'excitation maniaque qui durèrent plusieurs jours, en même temps que des troubles auditifs persistants.

III. — **Délire chronique passager**.

Dans l'intoxication aiguë ce délire primitif est toujours brusque et passager ; mais dans l'intoxication chronique, il peut se prolonger plus ou moins longtemps, suivant le temps pendant lequel le malade reste exposé aux inhalations d'oxyde de carbone. Suivant Lancereaux il s'accompagnerait souvent alors d'hallucinations ; et pourrait revêtir la forme du *délire des persécutions*, ainsi qu'en témoignent les deux observations suivantes de Paul Moreau (fils) de Tours. Son pronostic est généralement bénin, il rétrocède facilement.

K... femme D... 50 ans, est une très bonne cuisinière. et en dernier lieu était dans une grande maison. Jamais elle ne buvait. mais il lui arrivait fréquemment. surtout à la fin de la journée, d'avoir des migraines assez violentes, ce dont elle ne s'inquiétait nullement. sachant bien que cela tenait au charbon. Une fois cependant elle eut une véritable syncope accompagnée de bruits dans les oreilles. bourdonnements. éblouissements (voyait du feu, des étincelles). Elle accusait également des douleurs vagues qui la prenaient de temps en temps, mais le tout disparaissait au grand air. A son entrée dans le service elle est très agitée, en proie à des conceptions délirantes ; elle a eu des peurs, des frayeurs. on la magnétise, on veut lui faire du mal. l'empoisonner ; on a vendu son corps à l'Ecole de Médecine, etc. Elle ne connait pas ses ennemis. mais elle les entend. Quelques jours après son arrivée. le mieux commence à se manifester, et la malade s'occupe. Elle entend encore cependant ses persécuteurs, mais n'ose plus en affirmer aussi catégoriquement l'existence, et bientôt même est la première a en rire et à traiter de folies tous les propos qu'elle a tenus. Elle réclame sa sortie qui lui est accordée le 15 mai 1875. Pas d'an técédents héréditaires.

D..., 46 ans, cuisinière, entre le 15 juin 1886. Cette malade est sujette depuis longtemps à des maux de tête assez violents et à des sensations lumineuses dans la vision (raies de feu). Par moment, elle éprouve, dit-elle, un état dont elle ne se rend pas compte, elle qui a généralement de la volonté, devient peureuse. craintive, ne sait plus se résoudre à quoi que ce soit; « mais heureusement, dit-elle, que cela ne dure pas, sans quoi je perdrai toutes mes places. »

Néanmoins. elle n'attachait qu'une médiocre importance à tous ses malaises. Il y a un an à peine qu'elle s'est mise dans la tête qu'on cherchait à l'empoisonner ; elle a dès lors pris ses précautions, mais ne pouvait plus faire un pas dans la rue sans être suivie par des gens qu'elle ne connaissait pas même de vue. mais que cependant elle reconnaissait d'instinct pour ses persécuteurs. Elle commença à porter plainte au commissaire de police de son quartier et bientôt aux magistrats d'autres quartiers. Ce fut alors qu'elle fut envoyée à l'hospice. Dès le mois d'août, sous l'influence du repos et d'affusions vertébrales, le mieux se fit sentir. et le 27 septembre 1886, elle est rendue à la liberté parfaitement guérie. Aucun antécédent héréditaire.

IV. — **Confusion mentale**.

La *torpeur intellectuelle* est assez constante : bon nombre de ces malades à la suite de leur accident sont dans une apathie singulière, un engourdissement profond dont rien ne peut les faire sortir. Tout effort intellectuel leur est difficile ; on peut à peine les faire parler. Si bien que non prévenu on les prendrait pour des gens ivres ou des simulateurs. Et cet affaiblissement de la volonté se manifeste tôt. puisque déja dans l'asphyxie on voit que les sujets qui n'avaient que quelques pas à faire pour aller ouvrir une fenêtre et faire cesser l'empoisonnement, n'ont pu le faire, cloués au sol par une force invincible et supérieure à leur volonté.

Paul Garnier cite le cas d'une femme atteinte de monoplégie brachiale droite et de cet état mental spécial : la physionomie était comme figée. avec suspension de l'idéation, torpeur psychique qui peu à peu se dissipa.

Dans un rapport d'Ogier et Socquet sur une quadruple intoxication par un poêle Choubersky, où l'une des victimes a survécu et a été examinée 20 heures après l'accident, nous relevons la phrase suivante :

« Nous trouvons la victime dans un état frappant d'hébétude, et répondant avec peine et difficulté à nos questions. Il nous déclare avoir la tête lourde, il a des envies de vomir, etc. Cet état d'hébétude, bien qu'atténué, persistait encore trois jours après l'accident. »

Voici du reste un exemple très typique puisé dans Lesser :

Le 20 janvier 1881, le sieur S.... sa femme et sa belle-fille âgée de 7 ans, s'étaient couchés vers 7 heures du soir... La femme avait tourné la clef alors que le poêle renfermait encore des charbons ardents. Le lendemain, vers cinq heures du matin, le mari se réveille et peut, malgré son état de torpeur, allumer une lumière. Sa belle-fille était morte : il essaye, mais en vain, de ranimer sa femme qui avait une respiration profonde et stertoreuse. Là-dessus il éteignit la lumière et dormit couché dans le lit, à côté de sa femme jusqu'à 8 heures du matin. L'idée lui vint alors d'un empoisonnement par le charbon, il réussit à ouvrir la clef du poêle sans pouvoir faire davantage Il passa plusieurs heures assis sur le bord du lit ; il sort pou. aller dans un restaurant où il boit sans causer à personne. Il rentre chez lui où rien n'était changé, et sort dans la matinée du 22. De ce moment jusqu'au 25, il prétend n'avoir pas quitté le bord du lit, il suppose que sa femme est morte le 21 ; cependant il attend encore 18 heures pour faire la déclaration de décès, sa première démarche... Le 25 janvier, il fut arrêté ; d'après les actes de la police, il était troublé de sorte qu'on put le croire ivre...

MM. Brouardel, Descout et Ogier ont eu en 1894 à s'occuper d'une affaire retentissante d'empoisonnement. Il s'agissait d'une femme D... condamnée en 1887 aux travaux forcés à perpétuité pour empoisonnement par les cantharides (??) Des sieurs D..., son mari, et C..., son frère. En réalité, il s'agissait d'une intoxication par l'oxyde de carbone, comme le démontrèrent plusieurs autres accidents consécutifs dans la même maison, et les résultats de l'enquête. Eh bien, cette femme était dans un état d'hébétude qui faisait croire aux juges qu'elle était constamment ivre. Et c'est cette attitude singulière, ses réponses embarrassées, son absence d'énergie à se défendre qui furent d'un gros appoint dans sa condamnation première.

V. — **Mélancolie**.

La mélancolie existe rarement seule, souvent elle accompagne la confusion mentale; et assez fréquemment elle n'est que le résultat de l'état mental antérieur du malade. Ce sont des prédisposés que leurs idées tristes ont conduit au suicide. Ceci est fort net dans l'observation que nous publions.

Le malade de Leroy, après son délire, resta cinq jours dans un état rappelant l'aspect du mélancolique avec stupeur. Il était inerte, regardant d'un air hébété, ne prononçant que ces quelques paroles : « Patron, donnez-moi à boire. » C'était un déséquilibré avec des idées de suicide existant depuis quatre ans et prenant la forme obsédante à la suite d'une courte période mélancolique due à des chagrins.

Trenel rapporte le fait suivant : un homme va voir sa maitresse quelques instants après qu'elle eût fait une tentative de suicide par le charbon. Il avait cru, dit-il, au premier abord qu'elle était ivre, quoique le contraire

fût certain. La parole était embarrassée, la malade bre-
douillait, paraissait tout hébétée; elle n'offrait aucun
symptôme moteur. A son entrée chez Magnan, à Sainte-
Anne, elle ne présentait que de la dépression mélancolique et des hallucinations de l'ouïe qui existaient avant
son suicide.

D'après Greidenberg, une paysanne russe, F. J., entre
à l'hôpital de Kharkow, où elle reste 8 jours sans connaissance. A la suite on note que la mémoire du
passé est bien conservée, mais il existe des lacunes
assez notables pour les événements plus rapprochés et
postérieurs à l'intoxication. Elle a de la dépression
mélancolique et une tendance marquée aux pleurs.
Une fois seulement elle exprima une idée délirante ; mais
le lendemain elle s'aperçut de la fausseté de ses propos
et remarqua qu'il ne fallait pas faire attention à toutes
ses paroles.

VI. — **Amnésie**.

La perte de la mémoire existe chez un certain nombre
d'intoxiqués revenus à la vie. Tantot l'amnésie porte sur
les faits qui se sont passés depuis l'accident : c'est *l'amnésie dite consécutive ou antérograde*. Le sujet oublie
ce qu'il a fait et vu depuis le moment où il a perdu connaissance, et cette perte du souvenir se continue dans
les jours qui suivent, par suite même de son manque
d'attention et de volonté. Il ne sait plus où il est, ce
qu'il fait ; il oublie les questions qu'on lui pose ou les
réponses qu'il y fait. A force de répéter les choses, il

arrive parfois à en réveiller le souvenir, mais avec assez peu d'intensité pour garder des doutes sur la réalité de celui-ci.

Tantôt l'amnésie porte sur *l'accident* lui-même, partiellement ou complètement. Le sujet oublie les détails de sa tentative, il y a des lacunes de temps, de faits qu'il ne peut combler. Ou bien alors il ne se le rappelle plus du tout, au point qu'il la nie avec la dernière énergie et la plus entière bonne foi.

Tantôt encore la confusion porte sur les faits qui ont précédé l'accident : actes volontaires, personnes ou événements. C'est *l'amnésie dite rétroactive ou rétrograde*. La perte s'étend plus ou moins loin, rarement complète, quelquefois des mois, exceptionnellement des années. Car il est intéressant de noter que la mémoire des faits anciens persiste toujours.

Enfin on peut voir toutes ces formes diversement associées, *l'amnésie est rétro-antérograde*.

Signalons encore cette forme spéciale d'amnésie s'installant dès cette époque pour se prolonger dans l'avenir, et à laquelle M. Janet a donné le nom de continue.

Jusqu'en 1889, presque tous ceux qui ont signalé l'amnésie parmi les accidents nerveux produits par l'oxyde de carbone, se contentent de lui accorder une simple mention : tels Bourdon, Malgaigne. « Le plus souvent, dit Artigalas, l'asphyxie par l'oxyde de carbone laisse après elle de l'amnésie qui peut exister seule et durer fort longtemps. » Si l'on se reporte aux observations elles-mêmes on constate la même insuffisance et les mêmes lacunes : dans la plupart l'amnésie est tout à la fois signalée et décrite dans une phrase unique qui est comme stéréotypée : « le malade ne se rappelle rien de ce qui lui est arrivé. »

Faisons exception toutefois en faveur des thèses de Rouillard (1885) et Cacarrié (1886) qui en contiennent deux cas très remarquables. Une malade hystérique mélancolique oublie après l'intoxication (suicide) plusieurs mois de sa vie, et entre autres événements un accouchement récent. Et un architecte dont l'amnésie portait sur tout ce qui concernait son travail de concours.

En 1889, Marcel Briand a eu le mérite d'attirer l'attention sur ces faits au congrès de Médecine mentale. Il y a donné la relation de 3 faits qu'il a observés lui-même, et insiste sur les formes qu'ont présentées ces amnésies.

Dans le premier, une femme de 62 ans ne peut fournir de renseignements sur tout ce qui s'est passé depuis le moment où elle s'est étendue sur son lit. L'amnésie s'étend surtout à la période qui a suivi son entrée à l'hôpital.

Dans le second, la malade a oublié qu'une de ses filles est entrée au couvent. Elle se croit dans un hôpital de province, s'imagine chaque jour y être depuis la veille, et proteste incessamment contre la réalité de sa tentative, s'étonnant d'être ainsi retenue quoique bien portante.

Dans le troisième, une jeune fille a également oublié sa tentative de suicide, et ne s'explique pas du tout l'origine des brûlures qu'elle porte au bras.

Cette communication a eu le don d'ouvrir les yeux, et dans la même séance, de Beauvais a rappelé qu'il avait communiqué au congrès de Turin en 1879 deux faits analogues. Dans l'un, un médecin de ses amis ayant failli être asphyxié par un poêle mobile, il fut appelé près de lui ; il lui causa et le trouva dans un parfait état d'intelligence. Quel ne fut pas son étonnement lorsque le lendemain, il le vit venir chez lui en lui disant qu'il venait sur les prières de sa femme lui adresser ses remerciements, mais qu'il ignorait entièrement l'avoir vu la veille.

Quelque temps après, il vit à Mazas un individu arrêté et soupçonné d'avoir empoisonné sa maitresse avec de l'oxyde de carbone : il ne se rappelait rien de ce qui s'était passé. Ce n'est que plus tard que ses souvenirs lui revinrent, et qu'ayant donné l'explication de ce qui était survenu, il fut remis en liberté.

Depuis, de nombreuses observations ont été publiées, et c'est maintenant chose assez commune.

Ainsi le lithographe de Bouchereau et Bryant était amnésique à tel point que pour garnir de couleurs données certaines parties de ses pierres lithographiques, il devait à chaque instant consulter une planche indicatrice destinée à lui rappeler que telle couleur s'appliquait à tel point de la pierre.

M. Barthélemy a rapporté l'histoire d'un alcoolique qui après avoir tenté de s'asphyxier, fut amené à Saint-Louis dans le service de M. le Professeur Fournier. A peine sorti du coma qui dura 72 heures, il tomba dans un état de démence avec perte totale de la mémoire. Il ne se rappelait ni son nom, ni son âge, ni quoi que ce fût de son état antérieur. Après un long séjour à Saint-Louis, puis à l'asile de Vincennes, il fut admis à Sainte-Anne dans le service de M. Magnan. Il présenta alors des actes délirants et une amnésie qui cessaient par intermittence, de telle sorte qu'on posa la question de simulation.

Brouardel a cité le cas d'un médecin qui, à la suite d'une intoxication incomplète, perdit totalement la mémoire. Arrivé chez ses clients, il oubliait le nom du malade, la maladie, jusqu'à sa propre thérapeutique. Cet état dura 18 mois au bout desquels il finit par recouvrer la mémoire et revenir à un état mental normal.

Voici une observation due à Magnan, à la fin d'août 1881 :

S... Julie, âgée de 55 ans et son mari se voyant dans la misère, sans enfants pour leur venir en aide, résolurent de s'asphyxier. Après avoir pris la précaution de calfeutrer les fenêtres, ils allumèrent deux réchauds. Quelqu'un qui survint par hasard, ouvrit les fenêtres et fit appeler un médecin qui ne put que constater la mort du mari mais fut assez heureux pour ramener la femme à la vie. On la fit transporter à Sainte-Anne, où M. Magnan nota un affaiblissement considérable de la mémoire avec un jugement sain. Elle apprécie les choses à leur juste valeur, mais ne se souvient nullement d'avoir reçu la veille la visite d'une amie. Elle la nomme, indique l'adresse (rue et numéro), mais ne croit pas l'avoir vue depuis longtemps. Sortie de la salle, elle ignore l'instant d'après d'où elle vient ; veut-elle rentrer chez elle, elle se trompe de porte. — En novembre son jugement reste le même, et la malade continue à ignorer la date de son entrée, du jour où on l'interroge, et elle se croit en 1870 ou 1871.

Un femme de 63 ans, Pauline S..., observée par le docteur Fallot de Marseille, avait une amnésie rétrograde très nette : c'était le 13 avril 1891, qu'elle avait tenté de se suicider. Malgré tout son bon vouloir, elle est dans l'impossibilité absolue de faire l'aveu des raisons qui l'ont poussée au suicide, ou le récit des circonstances dans lesquelles il s'est accompli. Elle n'a eu connaissance de sa coupable tentative que par les personnes qui sont venues la voir à l'Hôtel-Dieu, et ont causé avec elle depuis qu'elle a repris connaissance. Pour retrouver le fil brisé de ses souvenirs, il lui faut remonter à trois jours en arrière de la date du suicide. Elle se rappelle très nettement s'être rendue le 10 au cimetière pour prier sur la tombe de son mari qu'elle a eu le malheur de perdre il y a quelques mois. Elle est ensuite rentrée chez elle en proie à une tristesse profonde, mais n'ayant dans l'esprit aucune idée de suicide. Puis à dater du 10 au soir, une lacune absolue, un vide complet existent dans ses souvenirs. La mémoire ne revient que plus tard et ne lui retrace que les faits postérieurs à la cessation du coma asphyxique : elle dit n'avoir pas été médiocrement étonnée, lorsqu'en reprenant connaissance elle s'est trouvée dans une salle d'hôpital. A sa sortie, le 28 avril, cet état ne s'était pas modifié.

Trenel dans la *Gazette hebdomadaire* a publié également une observation très détaillée et très intéressante, nous n'en citerons que ce qui a trait à l'amnésie. Il s'agit d'une couturière, Madeleine X... 21 ans, entrée dans le service de M. Briand, asile de Villejuif le 6 juillet 1894.

Dégénérescence mentale, hérédité chargée, dépression mélancolique, elle serait entachée d'hystérie.

1° L'amnésie est complète pour tout ce qui a trait à la tentative de suicide : elle la connaît parce que sa mère lui en a parlé, mais elle ne s'en souvient plus elle-même et en doute même beaucoup : « On lui en a parlé, mais cela n'est peut-être pas vrai », dit-elle.

Pour les faits immédiatement antérieurs à sa tentative, on constate une amnésie rétrograde qui s'étend assez loin : par exemple, Madeleine ne se souvient pas de l'époque à laquelle elle a cessé de travailler, ni de la maladie (métrite) qui a été cause de son chômage, ni d'une après-midi passée chez sa mère quatre jours avant le suicide, ni d'une visite de son père à la veille de sa tentative, ni enfin de l'emploi de cette dernière journée.

2° Pour les faits qui ont suivi sa tentative, elle n'a aucun souvenir de la visite du commissaire, ni de la venue de ses parents, ni d'une longue promenade que son père lui a fait faire en compagnie de son amant ce même soir. Elle se rappelle vaguement son séjour chez sa mère, son entrée à Sainte-Anne, où elle n'est restée qu'un jour sans pouvoir en donner de détails. Elle ne paraît s'être réveillée que dans le trajet de Sainte-Anne à Villejuif.

3° Pour les faits actuels, elle sait bien qu'elle est à l'asile, mais elle se perd dans les salles, ne retrouve pas son lit, ne reconnaît pas les infirmières de son dortoir, ses compagnes de salle ; si on l'emmène à l'entrée de l'asile, elle ne reconnaît pas l'endroit par où elle est arrivée... etc. Elle n'a qu'une vague connaissance de la date, du jour, ne peut affirmer si on est en août ou en juillet ; elle finit cependant par dire : « Nous sommes en juillet, puisque ça doit être bientôt la fête du 14. »

Les souvenirs anciens sont intacts. Son attention était des plus difficiles à fixer, et les notions les plus simples à acquérir lui échappaient. Ainsi elle ne pouvait se rappeler le nom des personnes du service que si on lui disait l'initiale ou la première syllabe.

Elle sort en septembre 1894 : quelques souvenirs ont reparu spontanément, mais ces réminiscences sont très limitées. Elle oublie encore facilement ce qu'on veut lui apprendre, mais il y a de grands progrès à ce point de vue.

Dans l'observation suivante due à Leroy, l'amnésie rétrograde disparut spontanément et subitement 7 jours après l'intoxication.

C... Léon, livreur, 28 ans, tente de s'asphyxier le 20 décembre 1891. Transporté à Lariboisière, il y fut pris d'un délire furieux ; et le 22, il fut transféré à Sainte-Anne. Là son aspect rappelle celui du mélancolique avec stupeur ; sa femme vint le visiter, mais il ne la reconnut pas.

Le 25, il semble sortir de sa stupeur, mais ne se rend pas compte du lieu où il se trouve ; il ne se rappelle ni sa tentative d'asphyxie, ni son passage à Lariboisière, ni la visite de sa femme, il se souvient seulement du sentiment de tristesse qui l'accablait depuis plusieurs mois.

Le 26, son état s'est considérablement amélioré, il s'enquiert avec instance du lieu où il se trouve, de la façon dont il est venu. Il reconnaît sa femme, mais ne se souvient de rien, et est très supris d'apprendre ce qui s'est passé. Non seulement il n'a conservé aucun souvenir des faits consécutifs à son suicide, mais il a une même amnésie rétrograde et ne se rappelle pas ses préparatifs, en particulier une lettre qu'il a écrite à son père et qu'on a retrouvée dans sa chambre. Il parle en bégayant avec de véritables accrocs dans la parole, mais sans aphasie.

Le 27 au soir, C... retrouve subitement une partie de ses souvenirs ; et dans une longue lettre relate ses impressions.

Le 1 janvier 1895, reparait le souvenir de sa sortie de Lariboisière, et sa venue à Sainte-Anne avec deux femmes et une infirmière. Une seule lacune persistera toujours dans sa mémoire : le temps qui s'est écoulé depuis sa perte de connaissance lors de son intoxication, jusqu'à sa sortie de Lariboisière.

Laveran en 1890 a publié l'observation d'un soldat qui avait tenté de s'asphyxier. Il présentait un emphysème sous-cutané très curieux, et des troubles cérébraux consistant en stupeur et amnésie. Il ne peut fournir aucun renseignement sur sa tentative d'asphyxie, et se trompe même en donnant l'adresse de l'hôtel où il se trouvait. Il se plaint qu'un pansement au doigt (pour un panari) n'ait pas été fait depuis huit jours, alors qu'on l'a fait la veille. Plus tard ayant commencé la lecture d'un livre, si on lui demande le titre, il lui est impossible de s'en rappeler.

Dernièrement MM. Truelle et Petit ont relevé un cas où l'amnésie à la fois rétro et antérograde a persisté fort longtemps. C'est un nommé R..., de Bruxelles qui tenta de s'asphyxier le 8 mars 1900. Reprend connaissance le 10, il a une légère dépression mélancolique et une apathie qui disparurent rapidement. Il a oublié sa tentative de suicide, les préparatifs faits, la lettre écrite, il nie tout cela. Il ne peut indiquer le numéro de sa rue, se trompe sur le nom de son ancien patron. Se croit en 98, même trois jours après il dira 92 ou 93, « je ne sais pas au juste. » Il n'a conservé aucun souvenir de son séjour à St-Louis (21 jours), ni de sa sortie de l'hôpital, ni de son passage à l'infirmerie du dépôt.

Depuis le 10 mars, il semble ne rien avoir acquis, et est incapable d'éveiller aucune des sensations reçues depuis lors. Cette amnésie continue persistait encore à son départ (18 janvier 1901). Les acquisitions nouvelles sont difficiles et rudimentaires. Ainsi deux jours après son entrée, il dira : « je suis ici depuis huit jours » ; sa femme vient le voir, et plus d'une semaine après, il croira l'avoir vue le matin même. Il ne peut se rappeler ce qu'il a mangé la veille, ne sait pas les premiers jours retrouver son lit, ni sa place à table. Une demi-heure après avoir pris un bain il ne s'en souvient plus. Plusieurs fois par jour il allume une cigarette dans la salle où chaque fois on lui dit qu'il est interdit de fumer, et il recommence sans cesse. A deux reprises différentes il fait une description fausse du médecin qu'il voit tous les jours. Langage indemne, écriture correcte ; aucun autre trouble intellectuel. Sa conduite est régulière, son jugement sain, il a conscience de son trouble de mémoire.

Comme on le voit d'après le récit de ces observations, l'amnésie oxycarbonique est généralement brusque dans son apparition, et non lente et progressive comme l'amnésie traumatique, ou alcoolique. Elle peut être isolée, ou s'accompagner d'autres troubles du caractère : lypémanie, hypochondrie, mélancolie, etc., avec défaut d'attention ou affaiblissement de la volonté. Elle peut survenir chez des prédisposés de par l'hérédité aux accidents nerveux, ou aussi souvent chez des individus indemnes de toute tare nerveuse.

L'amnésie, qu'elle soit rétrograde ou antérograde, est aussi variable dans sa marche que dans son étendue. Ici elle disparait facilement, là elle persiste plus ou moins complètement, ailleurs elle est pour ainsi dire continue. Parfois il faut des jours ou des mois pour qu'en réalité la mémoire se réveille et souvent ce n'est que par des exercices mnémoniques qu'on peut obtenir un résultat. Une malade de M. Briand « apprend à se souvenir de la même façon que certains aphasiques apprennent à parler. » Dans d'autres cas, celui de Leroy par exemple, le réveil des souvenirs se fait subitement et complètement. Ou bien alors l'amnésie persiste définitivement. Enfin dans une dernière catégorie très différente des précédentes, l'amnésie s'accompagne d'affaiblissement des autres facultés, qui s'accentue de plus en plus et aboutit à la démence.

VII. — **Démence**.

La Démence peut donc soit accompagner l'hémiplégie primitive, soit apparaître comme prolongation et aggravation de la confusion mentale du début. Le malade offre alors le type du paralytique général.

Bœrhaave l'avait entrevu lorsqu'il disait : « Vapor carbonum apoplexiam produxit. » Esquirol dans son *Traité des maladies mentales*, fait la remarque que les inhalations constantes d'oxyde de carbone favorisent la démence incurable. Sauvages enfin reconnaît une apoplexie méphitique.

Mais là encore c'est Bourdon (1843) qui systématise le premier. Il en donne plusieurs observations, la plupart suivies de mort, et cite un cas de Ferrus, son devancier.

Depuis, les observations se multiplient, et déjà Chardine en 1885 en réunit un certain nombre, entre autres celles de Simon, Pœlchen, Oppolzer, Gnauk, Huchzenmeyer, Rochelt, etc...

Citons comme exemple le malade observé par Barthelémy et Magnan en 1881. Il fut apporté à Saint-Louis le 17 avril, et ne reprit connaissance que le lendemain soir. Mais son esprit bat la campagne, il comprend mal ce qu'on lui dit, se plaint d'avoir « la gueule sèche », « d'être esquinté... »

22 avril. — L'intelligence est toujours égarée. Il ne sait où il est, ne se rappelle pas ce qu'il a fait. Il se croit arrivé là depuis le matin. Amnésie complète. Il croit que nous sommes en 1875, et qu'il est dans sa ville natale à Saint-Maxens.

22. — Apparition d'une éruption papuleuse acnéiforme.

25. — Le malade est dans un état de démence complète. Bien qu'il reste couché, il raconte qu'il arrive de Paris où il est allé se promener, mais qu'il n'a pas voulu y rester, et qu'il est revenu à Saint-Maxens.

29. — Hier nous étions à Saint-Maxens, aujourd'hui nous sommes à Paris, mais il ne se croit pas à l'hôpital, ne peut dire où il est, ni ce qu'il est venu faire ici, ni depuis quand il est arrivé.

1er mai. — Toujours même incohérence, la même impuissance intellectuelle. Il n'a aucun souvenir de son accident. A côté de réponses très justes, il en fait d'autres absolument insensées. Il est toujours perdu quant au temps, à l'année où il vit. L'articulation des paroles est irréprochable, l'idéation seule est faussée. Il est incapable de lire quelque temps, et il oublie d'une minute à l'autre ce qu'il vient de lire.

C'est dans cet état, qu'à la fin du mois de mai le malade va passer un mois à Vincennes. Après ce séjour il est allé passer quelques semaines chez lui, se portant bien physiquement, il a voulu reprendre son métier. Mais il a dû y renoncer à cause de sa débilité intellectuelle. Il revient en octobre désespéré demander à rentrer dans le service, s'avouant incapable de subvenir à ses besoins.

L'observation de Bouchereau et Raffegeau est des plus instructives : Deux époux tentent de s'asphyxier le 8 mars 1888. La femme se rétablit la première conservant pendant huit jours de la confusion des idées, de l'amnésie et une incapacité absolue à agir. La liberté de son jugement lui faisait défaut, pendant tout ce temps elle était irresponsable

Le mari (67 ans) resta plusieurs jours dans le coma, et recouvra lentement et successivement ses sens en commençant par la sensibilité générale et tactile. Mais l'intelligence était obtuse, il n'avait pas le souvenir de ce qui s'était passé. On voit dès lors cet homme qui avait eu un poste élevé dans une grande administration, et dont le commmerce avait toujours été des plus agréables, perdre ses habitudes de propreté et de décence, être incapable d'aucun effort intellectuel, et n'avoir d'autre préoccupation que de satisfaire ses besoins physiques. Sa vie devint presque entièrement végétative, et il fallut le diriger comme un enfant.

D'emblée pour ainsi dire, M. C... avait été frappé de démence, et comme pour confirmer ce diagnostic, en même temps que se manifestèrent des idées délirantes bizarres, comme celle de prendre sa femme pour sa sœur et de lui parler à elle-même de son récent mariage avec une cousine, il commença bientôt à avoir de l'embonpoint, et sa bonne mine fit l'admiration de tous ceux qui l'avaient connu jusque-là maigre et plutôt chétif.

Notons qu'en même temps il avait perdu la vue : un examen minutieux fut fait par le docteur Kalt, chef de clinique à l'Hôtel-Dieu. Il conclut à l'existence de lésions diffuses des lobes occipitaux, avec un certain degré de névrite interstitielle des 2 nerfs optiques : ce qui explique l'origine probable de lésions centrales ayant provoqué la démence.

Laborde (1889) a vu aussi un homme de 67 ans qui fut atteint brusquement de démence, alors que jusque-là son état mental n'avait rien laissé à désirer.

Thomsen en 1888 a cité le cas d'un homme de 64 ans qui resta 24 heures sans connaissance. Après une courte période d'excitation, il se rétablit mais resta fatigué et se plaignant de céphalalgie. 14 jours plus tard l'excitation reparait, les facultés s'affaiblissent et le malade tombe dans la démence. La parole est lente, la force musculaire affaiblie, la marche chancelante, les réflexes exagérés.

Hillairet et Gaucher ont publié un cas d'asphyxie par le charbon qui fut suivi d'accidents cérébraux qui évoluèrent à la façon d'une paralysie générale.

Hoffmann également cite une démence avec anesthésie qui dura plusieurs mois. L'état du malade de Musso rappelait la paralysie générale. Un malade de Friedberg àgé de 45 ans et qui n'avait présenté avant l'intoxication aucun trouble intellectuel, resta complètement dément. — La démence s'accompagnait de délire dans le cas de Gnauk. de stupeur dans celui d'Huchzenmeyer.

L'observation remarquable de Cramer (1891) mérite d'être citée entièrement.

Une femme de 71 ans, saine d'esprit, subit une intoxication accidentelle. Elle reste trois jours sans connaissance. La conscience revient peu à peu, la malade se sent très faible. Mais quelques jours après, elle devient agitée, dit des insultes à son entourage, elle ne dort pas. Elle a un peu de fièvre, puis peu à peu, tombe dans l'apathie absolue. Les pupilles sont égales, mais réagissent mal à la lumière. Les yeux sont à demi clos. Il n'y a pas de parésie de la face ni des membres, on constate une légère hyperesthésie cutanée généralisée. La malade ne répond que par des signes de tête aux questions qu'on lui pose, elle ignore la mort de son mari asphyxié à ses côtés : enfin elle a une inconscience complète de son état. Elle avale automatiquement si on lui place des aliments au fond de la bouche. Trois semaines après, elle présente de la fièvre avec exacerbations ; elle agite les membres, étend et fléchit successivement les bras. Le cœur faiblit. Mort.

Moreau (1890) dans son tableau clinique des folies. parle de la folie carbonique. Schwerin (1891) fait la pathogénie de cette démence, et Toulouse (1896) dans ses causes de la folie cite aussi l'oxyde de carbone.

Bien des exemples encore ont pu être relevés par nous dans la littérature médicale. Ainsi Finkelstein (1895) raconte que deux ouvriers réparaient un réservoir de gaz pauvre, qu'on obtient en faisant arriver de l'air sur de l'anthracite chauffé. Au bout de quelques instants l'un d'eux tombe asphyxié mortellement, tandis que l'on retire l'autre dans un état comateux qui dura 3 jours. Au bout de ce temps apparaissent des troubles mentaux qui vont croissant, et bientôt on note tous les symptômes d'une démence aiguë avec stupeur, qui guérit au bout d'une quinzaine. Le malade n'avait aucun souvenir des 2 ou 3 heures qui ont précédé l'accident ainsi que des troubles qui ont suivi celui-ci.

Un malade de Lachaux qui déjà présentait un léger affaiblissement intellectuel, vit son état s'aggraver considérablement à la suite d'une intoxication accidentelle par un poêle Choubersky. Il avait en même temps une amnésie rétro-antérograde, et une aphasie incomplète.

Le malade cité par Scott, in *The Lancet*, 1896, présentait également des troubles de la parole et de la mémoire, et une incohérence d'idées qui finit par aboutir à la guérison.

Enfin Greidenberg (1900 a rapporté deux observations intéressantes dans les *Annales Médico - Psychologiques* :

OBSERVATION I

Un cas de démence aiguë avec troubles trophiques

Mme E. W.., 58 ans, entrée le 5 février 1889. Conscience obnubilée, regard inanimé et apathique. Elle garde un silence obstiné et ne répond pas aux question posées. Elle reste immobile et se meut avec difficulté. Elle refuse de la nourriture et même offre de la résistance lorsqu'on la nourrit de force. Meurt le 10.

Observation II

Un cas de démence primitive à forme de paralysie générale

A. K...., 45 ans. Tente de s'asphyxier le 7 mars 1896. Reste 24 heures sans connaissance. Eut ensuite des étrangetés dans sa conduite. Il devient distrait, oublieux : désirant se faire une cigarette, il roule le papier sans y avoir mis le tabac. Il s'embrouille dans les comptes de ses clients. Plusieurs fois il eut des accès d'angoisse et d'inquiétude sans raison. allant jusqu'à l'excitation. et perdit le sommeil.

Il eut de l'hémiparésie droite, la démarche est incertaine, paralytique. La parole est empâtée, les terminaisons des mots sont omises. Réponses insuffisantes et incohérentes. Indifférence. Gâtisme complet.

26 mars. — Délire, affirme qu'un de ses frères est enfermé dans la même salle que lui. Invité à l'indiquer, il s'arrête devant un lit et amène un malade auquel il n'avait jamais adressé la parole.

1er avril. — L'état physique s'améliore, il prend de l'embonpoint.

Les jours suivants, la mémoire s'améliore. On lui arrache des réponses qu'il était incapable de faire auparavant. Le malade s'en rend compte et sourit de satisfaction.

12 avril. — Pour la première fois, définit la date de son entrée, et se rappelle les circonstances de son intoxication, mais non les événements antérieurs.

20. — Il adresse des questions. révèle sa curiosité.

28. — Sort sur la demande de sa femme.

L'évolution de la démence oxycarbonique est variable. Le plus souvent elle comporte un pronostic grave : on peut la voir apparaitre d'emblée, et persister ainsi indéfiniment, lorsqu'elle n'entraîne pas une mort rapide. Ou bien il y a des améliorations et des rémissions passagères, mais le sujet finit par verser dans l'incohérence la plus absolue. Enfin dans les cas heureux on voit les facultés se réveiller peu à peu, et revenir à un état normal et durable.

Les premiers auteurs qui ont observé cette démence (Ferrus, Musso, Hillairet, etc.), vu son analogie, en ont fait de la *paralysie générale*. Mais bien vite l'analyse exacte des symptômes et le mode d'évolution différent ont fait abandonner cette opinion. C'est alors qu'on a voulu la décorer du nom de *pseudo-paralysie générale*. Cette appellation aussi a été fort critiquée, et on l'a attribuée à une fausse vue de l'esprit. Ainsi Pierret s'est écrié: « Il n'y a pas de pseudo-paralysie générale, il n'y a que de pseudo-diagnostics. » Et Vallon ne voyant que la gravité des cas, a écrit que « souvent l'évolution des faits confirme une paralysie générale vraie. »

Marandon de Montyel, lui aussi, a voulu scinder les deux, et a décrit: une paralysie générale progressive (la vraie), et une *paralysie générale régressive* (l'ancienne pseudo-paralysie). A cette dernière, il rattache toutes les paralysies d'origine toxique et infectieuse qui évoluent jusqu'à guérison.

Actuellement on a tendance à ranger tous ces symptômes dans les *Psychoses polynévritiques* ou maladie de S. Korsakoff.

On sait qu'en 1887, Korsakoff de Moscou donna la description de troubles mentaux qui s'associaient à la névrite multiple, et qu'il considéra comme une forme particulière de maladie mentale. Il l'appela Psychose polynévritique. Ces troubles mentaux consistaient en délire, surtout perte de la mémoire, et nous pourrions peut-être dire aujourd'hui démence.

Korsakoff ne fut pas le premier dont l'attention ait été attirée par ces phénomènes psychiques, ainsi Charcot, en particulier dans une leçon consacrée à l'étude des névrites éthyliques, avait dès 1884 donné une description précise de l'amnésie des alcooliques.

Ce qui appartient à Korsakoff, c'est d'avoir cherché à montrer que cette psychose peut être liée à des névrites indépendantes de l'alcoolisme, et relevant par exemple d'une maladie infectieuse.

En fait, aujourd'hui après de nombreuses publications faites sur ce sujet, telles que celles de James Ross, Hack Tuke, Goldscheider, Remak, Frœnkel, Fishel, Hœvel, Hing, Klippel, Régis, Chevallier-Lavaure, etc., il semble que la psychose polynévritique englobe toute espèce d'intoxication, d'autant plus que l'état mental en question n'est pas lié d'une façon indissoluble aux lésions des nerfs, et que l'on peut trouver ces phénomènes psychiques sans phénomènes somatiques. Aussi l'appelle-t-on également : cérébropathie psychique toxémique.

Elle serait donc spécifique de toute intoxication, soit auto, soit extra-intoxication. C'est ainsi qu'on a noté des cas d'amnésie rétrograde après la fièvre typhoïde (Sciamanna), l'épilepsie (Séglas, Alzeimer.) M. le professeur Joffroy a signalé l'amnésie continue l'année dernière chez un malade qui avait fait une tentative de suicide par pendaison. Dans le même cas Régis, Féré et Bréda, Ter-

rier... ont vu des amnésies rétrogrades et antérogrades.
Toulouse l'indique à la suite d'un choc moral ; Was-
chidé après ce qu'il appelle un « choc initial émotif. »
On l'a vu après l'ictus opératoire.., dans la syphilis cérébrale après une attaque épileptiforme (Truelle). Et c'est
l'opinion de Sciamanna « que l'amnésie peut s'observer
indépendamment de toute attache d'hystérie, d'alcoolisme ou de traumatisme, dans les maladies infectieuses
fébriles. »

De même on a signalé la folie suite de scarlatine,
variole (Pilgrin), de grippe (Hutchings), d'insolation
(Frost), etc.

N'en serait-il pas de même dans l'intoxication oxycarbonique, ne pourrait-on ranger dans la maladie de Korsakoff certaines de ces complications : délire, amnésie,
peut-être aussi certains cas de démence, du moins
jusqu'à un certain point, non tous, car il est deux choses
qu'ici on ne peut nier : 1° L'existence probante de
lésions cérébrales dans certains cas de démence ; 2° et
une certaine action probable de l'oxyde de carbone sur
la cellule nerveuse, c'est ce que nous allons exposer en
traitant la pathogénie.

PATHOGÉNIE

Toutes ces complications occasionnées par l'empoisonnement oxycarbonique relèvent évidemment de causes procidentes. Les nécropses faites, aidées de l'expérimentation sur les animaux, ont permis de les élucider en partie, et d'arriver à une conception logique et sûre du mode d'action de l'oxyde de carbone sur l'organisme et en particulier sur le système nerveux.

Quant aux paralysies, les ayant négligées volontairement, nous ne discuterons pas leur pathogénie ; nous nous contenterons seulement de relater en quelques lignes les opinions courantes touchant leur mode de production. Pour plus amples détails il suffira de se reporter aux thèses de Bourdon (43), Giraud, Molliet (82), Brissaud (86), et à celles plus récentes de Bruneau, Lamic (91), Vialettes (95).

D'ailleurs en partie nous retrouverons les mêmes opinions à propos des troubles intellectuels. Notons toutefois, et c'est un point intéressant, que ni Claude Bernard, ni Gréhant, ni Lamic n'ont pu reproduire ces paralysies sur les animaux intoxiqués.

Donc distinction faite du traumatisme rare, mais très net dans notre observation ; et de l'hystérie qui peut exister dans quelques cas et chez des prédisposés, il est d'actualité aujourd'hui que les paralysies limitées, localisées, sont dues à des névrites périphériques, atteignant d'abord les segments périphériques : main et avant-bras, avant le bras, et pouvant s'accompagner d'insensibilité et de troubles trophiques. Leudet à l'autopsie a constaté ces névrites au niveau du sciatique ; Cusco a vu la névrite du nerf optique : névrite interstitielle avec augmentation de volume du nerf et multiplication des éléments conjonctifs. Et dans un cas de Guyot, on vit se développer un phlegmon le long du sciatique.

Les hémiplégies du type organique sont dues à des lésions encéphaliques ; hémorrhagies ou foyers de ramollissement. Et plusieurs fois la mort a permis de les constater à l'autopsie.

Enfin les lésions peuvent être d'origine médullaire : Rokitansky a vu dans un cas une apoplexie punctiforme de la moelle avec foyers de ramollissement. Les quatre membres étaient atteints, les sphincters relâchés, et des troubles trophiques graves étaient apparus.

Les troubles intellectuels : amnésie, aphasie, délire démence, etc., n'ont pas une étiologie pathogénique unique. Le plus souvent et ceci est surtout vrai pour la démence, ils sont liés *à des altérations matérielles du cerveau*. Maint observateur a constaté ces hémorragies capillaires, ces *foyers de ramollissement*, ces lésions, artérielles ; et leur fréquence est telle qu'il n'est plus permis de les regarder comme dus à une coïncidence fortuite, à un hasard d'autopsie, mais bien comme une des conséquences possibles de l'intoxication.

Ainsi Bourdon parle d'un portier mort à 69 ans, vingt heures après l'accident, chez lequel il trouva un ramollissement à la partie moyenne d'un des hémisphères du corps strié et de la couche optique.

Un autre vieillard de 68 ans présenta des signes de congestion cérébrale au début; et plus tard somnolence, contracture et hémiplégie, mort. L'autopsie fit découvrir un ramollissement commençant aux circonvolutions mêmes.

Suivent trois autres observations calquées sur les précédentes, où l'on voit le ramollissement occuper soit l'écorce, soit les noyaux centraux.

Pœlchen (1882) rapporte 6 observations de ramollissement par l'oxyde de carbone. Il insiste sur la localisation aux deux segments internes du noyau lenticulaire, et sur la symétrie fréquente de ces lésions. Dans l'une, une femme de 37 ans somnolente, apathique, meurt au 45e jour de broncho-pneumonie. A l'autopsie on trouva deux foyers de ramollissement jaune dans les corps striés sans trace d'obstruction vasculaire.

Il cite une autre femme qui après l'accident avait repris son travail. 26 jours après l'intoxication elle est prise de vertige, somnolence, tombe dans le coma et meurt, Les corps opto-striés des deux côtés étaient ramollis. Dans les autres cas la mort survient dans l'espace d'un mois après, et toujours il existait des foyers de ramollissement dans la couche optique et les corps striés.

Voici également le résultat d'une autopsie faite par

Cramer dans un cas de démence chez une femme de 71 ans saine d'esprit avant son intoxication. La pie-mère est opaque le long des vaisseaux qui sont congestionnés. L'examen microscopique fait constater une diminution des fibres tangentielles et supraradiées bien plus accentuée qu'on ne le voit d'ordinaire sur des cerveaux de gens mêmes plus âgés. A côté de cellules nerveuses saines, on en trouve un grand nombre à différents stades d'atrophie, dans d'autres on voit des vacuoles dans le protoplasma et le noyau. La tunique interne des vaisseaux de l'écorce est épaissie par place. Les ganglions de la base présentent de nombreuses cellules araignées ; auprès d'un vaisseau d'aspect vitreux, il existe une petite hémorragie et dans son voisinage un anévrisme miliaire. Dans le bulbe et la protubérance, les vaisseaux sont vitreux et parfois la lumière presque effacée. En un point de l'aqueduc de Sylvius existe un foyer de gliose bien net.

On s'est demandé comment se formait le ramollissement cérébral? Tout d'abord disons qu'au moment de l'intoxication il se produit une *congestion intense dans les petits vaisseaux*, en particulier dans ceux de l'axe cérébro-spinal.

Bucquet déjà en 1776, avait remarqué que les quadrupèdes intoxiqués par l'oxyde de carbone mouraient en rendant le sang par la bouche et par les narines, et en concluait à l'accumulation du sang dans le système encéphalique.

Landois et Eulemberg, Klebs et Pakrowsky, Biefeld et Polek ont signalé la paralysie et par suite la dilatation des rameaux artériels des méninges. D'autre part Lance-

reaux a démontré sur les ailes transparentes de la chauve-
souris l'accumulation du sang dans les petits vaisseaux
sous l'influence de l'oxyde de carbone.

Et à ce propos Trénel se demande si cette vaso-dilata-
tion, et cette stase sanguine suffiraient pour déterminer,
par irritation de l'écorce cérébrale, les états d'excitation
maniaque consécutifs parfois si violents ?

Mais il n'y a pas que de la congestion. Une des plus
anciennes opinions est celle d'Harmand et Pia (1774) qui
prétendent que chez l'homme asphyxié par le charbon,
il peut pendant la vie se former des caillots dans le
système circulatoire.

Et la *Gazette médicale* de 1832 dit que dans l'asphyxie, le cœur se suspend, la circulation s'arrête, et le
sang échappant par une tendance qui lui est propre aux
lois de l'organisme vivant qui le maintiennent liquide, se
prend çà et là en grumeaux.

L'explication que donne Bourdon est plus intéressante:
« Puisque, dit-il, dans l'asphyxie le sang engoue,
distend le système circulatoire de l'axe cérébro-spinal, et
qu'il est liquide et altéré au point de former des ecchy-
moses dans le tissu cellulaire, ou de s'échapper à la sur-
face des muqueuses, il est très raisonnable de penser
qu'il puisse s'infiltrer ou s'épancher dans le parenchyme
du cerveau et de la moelle, qu'il puisse ramollir, macérer
en quelque sorte la pulpe nerveuse, la rendre même
déliquescente par la sécrétion de certains produits mor-
bides. D'autant, ajoute-il, que ces organes sont certainement dans les conditions les plus favorables : circulation active, vaisseaux nombreux et ténus, parenchyme

mou, enfin hyperémie considérable avec altération du sang. »

La vérité, disons-le tout de suite, c'est qu'il existe *des lésions vasculaires*. Douze fois Pœlchen a constaté la *dégénérescence graisseuse des tuniques* interne et moyenne des artères, aboutissant à un rétrécissement vasculaire. Klebs l'a également observée, et la compare à celle que l'on trouve dans l'empoisonnement par le phosphore. En même temps, dit-il, il y a perte de l'élasticité et de la résistance, et par conséquent gêne de la circulation pouvant amener la mauvaise nutrition des parties irriguées et le ramollissement.

Laborde en a rapporté un cas. Cramer, comme nous l'avons dit plus haut, a noté leur *dégénérescence vitreuse*. Bœcker admet également les lésions vasculaires en s'appuyant sur la constatation d'un exsudat rétinien.

Et ces lésions artérielles expliquent bien et les ruptures et les thromboses consécutives. C'est ainsi que Bird a trouvé dans un cas un épanchement de sang généralisé entre l'arachnoïde et la pie-mère, déprimant les circonvolutions et entourant le cerveau. Dans une autre autopsie, il y avait un épanchement de sang dans les ventricules latéraux.

M. Brouardel a eu l'occasion de voir avec M. Landouzy, à la Charité, un individu qui, à la suite d'une intoxication par l'oxyde de carbone, présentait une paralysie faciale et brachiale ; on constatait sur le trajet du facial et au niveau du plexus brachial de gros thrombus faisant supposer qu'il s'était formé de véritables foyers sanguins dans le tissu cellulaire avoisinant les nerfs, et qu'ils déterminaient ainsi la compression de ceux-ci. Et à ce propos il fit la remarque que : dans le cas d'amnésie persistante il est possible qu'il y ait du côté des centres nerveux quelque thrombose vasculaire.

De cet ensemble on peut donc conclure que les troubles intellectuels sont dus pour une part soit à une rupture vasculaire, soit à une obstruction par embolie ou mieux par thrombose.

Mais tout ne se trouve pas expliqué par cela même, encore bien des faits restent obscurs : par exemple les névrites, l'amnésie et l'aphasie momentanées, les délires transitoires, les psychoses singulières aboutissant à la guérison, la curabilité même de tous ces symptômes, et ces lésions matérielles quoique rencontrées fréquemment, ne sont pas constantes.

En effet il doit y avoir autre chose. Or on connaît l'affinité du gaz oxyde de carbone pour le globule sanguin et la composition stable qu'il forme avec son hémoglobine. Il tue en rendant impossible l'artérialisation du sang, en empêchant le globule de respirer et de s'assimiler l'oxygène nécessaire. En un tel état la fonction du globule est perdue. Claude Bernard a eu le grand mérite de nous montrer cette affinité, et les recherches ultérieures n'ont fait que confirmer ce qui était acquis.

Mais ceci encore ne suffit pas à expliquer dans tous leurs détails les manifestations de l'intoxication oxycarbonique. « Si, dit Vibert, l'oxyde de carbone supprime seulement les fonctions d'un certain nombre d'hématies, les symptômes consécutifs devraient être ceux d'une forte hémorrhagie. Or ils ne le sont pas ; après une hémorrhagie même abondante, on n'observe pas paralysie, démence, etc. Cependant il faut plus de temps à l'organisme pour refaire du sang que pour éliminer son oxyde de carbone. De plus il arrive souvent que l'individu intoxiqué, soustrait à l'oxyde de carbone, succombe après avoir éliminé tout son oxyde de carbone, c'est-à-dire à un moment où ses globules sanguins ont repris leur capacité respiratoire. »

Il est même à remarquer en effet que ces complications sont souvent tardives, donc l'observation clinique démontre que l'action de ce gaz ne se limite pas aux globules rouges : l'*anoxhémie* quoique prédominante n'est pas la seule cause. D'autres raisons viennent encore militer en faveur d'une action spéciale de ce gaz. « Si, fait remarquer Linossier, l'oxyde de carbone n'est toxique que par son action anoxhémiante, une grenouille placée dans ce gaz périra à peu près dans le même temps que dans un gaz inerte. Si au contraire il possède une action propre sur les centres nerveux, cette action ajoutera son effet aux phénomènes d'asphyxie, et la mort sera vraisemblablement hâtée. » Or des expériences remarquablement conduites lui ont prouvé que dans cet empoisonnement les animaux mouraient plus vite, et ne présentaient pas les mêmes symptômes que dans l'asphyxie par un gaz inerte.

Pour mieux dissocier encore l'action spéciale de l'action anoxhémiante, Linossier a expérimenté sur les escargots qui eux n'ont pas d'hémoglobine. Il a constaté que ces animaux vivaient plus longtemps dans un mélange qui pour la même proportion d'oxygène renfermait de l'hydrogène ou de l'azote, que dans un mélange où l'on substituait à ces gaz inertes un même volume d'oxyde de carbone.

Après lui, Lamie a répété ces expériences sur des grenouilles qui, on le sait, résistent bien aux causes d'asphyxie. Et il a vu également une très grande différence entre la durée de leur vie dans un gaz inerte comme l'hydrogène où elles peuvent vivre trois heures et demie ; et dans l'oxyde de carbone où la durée de leur vie n'est pas supérieure à une heure et demie.

Recherchons donc comment peut s'exercer cette action de l'oxyde de carbone sur le système nerveux ? On sait que le sang n'échappe pas aux lois de dissolution des substances gazeuses. Ne se peut-il qu'avant d'avoir saturé la masse totale des hématies, l'oxyde de carbone se dissolve en partie dans le sérum sanguin ? D'abord même dans les cas mortels d'après Dreser, 1/5 au moins de l'hémoglobine reste combinée à l'oxygène. Ne se peut-il que, lorsque l'hémoglobine d'un certain nombre de globules est devenue oxycarbonée, la limite de saturation pour eux est atteinte, le gaz commence à se dissoudre dans le plasma ? Peut-être même ces deux actions se font-elles concurremment ?

Quoi qu'il en soit le fait est indubitable, et il a été facile de prouver que le sérum contient de l'oxyde de carbone, au moins quand l'intoxication a été poussée loin.

Une autre preuve de ce genre a été fournie par Gréhant et Quinquaud qui en empoisonnant des femelles pleines, ont retrouvé l'oxyde dans le sang du fœtus, en

quantité cinq ou six fois moindre que dans le sang
maternel. Lesser l'aurait constaté dans le sang d'un
fœtus humain; Nicloux dans le sang de nouveau-nés.
Falk cependant n'a pu y parvenir. Peu importe, il n'en
est pas moins établi que l'oxyde de carbone passe à
travers le placenta, et par suite avant d'avoir saturé
l'hémoglobine, se dissout dans le plasma.

De là à admettre qu'il puisse également quitter le sang,
et aller se fixer plus ou moins momentanément sur
certains tissus, il n'y a qu'un pas. En fait il paraît établi
que l'oxyde de carbone se fixe sur le tissu musculaire,
et l'on sait que le médecin légiste à défaut de sang peut
utiliser ce tissu pour y retrouver le spectre de l'hémoglobine oxycarbonée. Et c'est le muscle lui-même, et non
le sang qu'il contient, qui fournit l'image de ce spectre ;
on peut le débarrasser de ce sang, il n'en continue pas
moins à présenter les deux raies avec leur réaction caractéristique.

N'en serait-il pas de même pour le tissu nerveux?
Lamic de Bordeaux dans sa thèse inaugurale a fait con-
naître les expériences qu'il a entreprises à ce sujet. Après
avoir intoxiqué des chiens, et avoir débarrassé leur cerveau de tout le sang qu'il contenait, il a réussi par l'action combinée du vide et de l'acide chlorhydrique, à
extraire l'oxyde de carbone de leur substance cérébrale.
Cela avec des expériences comparatives sur des chiens
asphyxiés par l'hydrogène ou tués par hémorrhagie ; et
détermination de la minime quantité de sang qui put
rester dans le cerveau. Constamment dans les cas d'in-

toxications il a déterminé un trouble dans l'eau de baryte de l'appareil de Gréhant.

La constatation d'un pareil fait, s'il venait à être confirmé pleinement, ne manquerait pas d'importance au point de vue pathogénique, et l'explication de bon nombre de symptômes serait cette fois satisfaisante. A côté de l'action indirecte exercée par un sang altéré sur le système nerveux, l'oxyde de carbone aurait une action toxique par contact direct sur la cellule nerveuse : action plus ou moins irrémédiable, et ayant certainement la plus grande influence sur les accidents nerveux de toute sorte si fréquents dans l'intoxication oxycarbonique.

CONCLUSIONS

I. — Dans les cas de survie, l'intoxication oxycarbonique laisse fréquemment après elle une série de complications portant principalement sur le système nerveux.

II. — Ce sont tantôt des paralysies musculaires de types divers : hémiplégies, paraplégies, monoplégies.

III. — Tantôt des troubles intellectuels : délire, stupeur, amnésie, aphasie, démence, dont la connaissance est des plus utiles au point de vue clinique et médicolégal.

IV. — Les paralysies relèvent soit de lésions cérébrales et médullaires, ou sont dues à des polynévrites. Deux autres facteurs peuvent en outre entrer en jeu : le traumatisme et l'hystérie.

V. — Les troubles intellectuels sont parfois liés à des altérations matérielles du cerveau : hémorrhagies, thromboses, ramollissement. Tantôt ils en sont complètement indépendants.

VI. — Dans ces cas, la simple anoxhémie, par affinité du gaz oxyde de carbone pour l'hémoglobine du globule rouge, est insuffisante à en expliquer toutes les manifestations.

VII. — L'hystérie elle-même quoique possible dans certains cas, est impuissante à rendre compte de tous les phénomènes observés.

VIII. — L'ensemble des faits, et les expériences entreprises tendraient à prouver qu'en outre l'oxyde de carbone se dissoudrait dans le sérum sanguin, et aurait par là une action spécifique directe localisée à la cellule nerveuse.

IX. — Le pronostic de toutes ces affections est variable, et souvent difficile à établir.

INDEX BIBLIOGRAPHIQUE

Artigalas. — *Thèse d'agrégation*, Paris, 1883.

Becker. — *Deut. med. Woch.*, 1889, p. 513.

Becker. — *Viertelj. für gericht. med.*, 1893, p. 113 et 336.

Barthélémy et Magnan. — Soc. méd. lég., février 1881.

Bourdon. — *Thèse de Paris*, 1843.

Boulloche. — *Archives de Neurologie*, 1890, p. 212.

Briand et Chaudé. — *Méd. lég.*, 1879.

Briand. — *Semaine médicale*, 1889, p. 515.

Brissaud. — *Thèse d'Agrég.*, Paris, 1885.

Brouardel, Descout, Ogier. — Société de méd. lég., 12 février 1894.

Bruneau. — *Thèse de Paris*, 1892.

Bucquet. — *Mémoires de la Société royale de médecine*, 1776, p. 177.

Casper. — *Méd. lég.*, 1852.

Cacarrié. — *Thèse de Paris*, 1887.

Casper Liman. — *Handbuch der gericht. med.* Berlin, 1882, t. i, p. 579.

Charpentier. — *Annales médico-psychologiques*, sept. et oct. 1890.

Claude Bernard. — Leçons sur les substances toxiques et médicamenteuses, 1857.

Charcot. — Leçons du mardi, 1889, p. 355.

Charcot-Debove. — *Traité de méd.*, 1889, t. vi.

Cramer. — *Centralb. für Allg. Path..* 1891, nº 13, p. 545.

Chardine. W. N. — *Thèse* de méd., Saint-Pétersbourg, 1885.

Courlier. — In *Dict. encycl. des sc. méd.*, 1886.

Combye. — *France médicale*, 1882.

Delage. — *Thèse* de Paris. 1891.

Doreau. — *Thèse* de Paris, 1881.

De Voisins. — *Thèse* de Paris, 1881.

Devergie. — *Méd lég.*, 1852.

Dreser. — *Archiv. für Experiment. Pathol. und Pharmakol*, 1891.

Duponcel. — *Gaz. hebd. de méd.*, 1891.

Fallot. — *Annal. d'hyg. publ. et de méd. lég*, 1892, an. in *Semaine médicale*, p. 100.

Ferrus. — *Gaz. méd.*, 1836, p. 715.

Finkelstein. — *Archiv. russes de Psych. et de Neurol..* t. xxvi, 1891, p. 30.

Giraud. — *Thèse* de Paris, 1882.

Golding Bird. — *Guy's Hôpital Reports*, 1837.

Greidenberg. — *Ann. méd.-psych.*, juillet-août 1900.

Gréhant. — Les poisons de l'air. 1890.

Harmand. — *Traité sur les funestes effets du charbon allumé* (Nancy), 1774.

Jergolsky. — *Bulletin des séances de la Société de médecine de Kalouga* (Russie), 1897, p. 74.

Kayser. — *Wiener. med. Woch*, 1893, nº 41. p. 1165.

Klebs. — *Wirchow's Archiv.*, 1867, t. xxxii, p. 450.

Korsakoff. — *Archiv. für psych.*, 1891, t. xxii.

Korsakoff. — Compte-rendu du Congrès intern. de médecine mentale, 1893.

Lamic. — *Thèse* de Bordeaux, 1891.

Lancereaux. — *Bull. de l'Ac. de M.*, 1889.

Laroche. — *Thèse* de Paris, 1865.

LAUDENHEIMER. — *Arch. f. Psych. und Nerven*, t. XXIX, p. 536, 1886.

LAVERAN. — *Bulletin de la Soc. des Hôpitaux*, Juil. 1890.

LEGRAIN. — *Ann. médico-psych.*, mars-avril 1892.

LESSER. — *Atlas de Méd. lég.* Les empoisonnements. Paris, 1890, p. 137.

LEUDET. — Ac. des Sciences, 1876.

LINOSSIER. — *Lyon Médical*, 1889.

MALGAIGNE. — *Gazette Médic.*, 1835, p. 382.

MOREAU de TOURS. — Des troubles intellectuels dus à l'intoxic. lente par l'ox. de c., 1876.

—   Congrès des Sociétés savantes (an. in *Arch. russes de Psych. et de Neur.*, 1890, t. XVI, p. 191).

MARANDON DE MONTYEL. — *Gaz. hebd.* (an. in *Revue neurol.* 1898, p. 25).

MOLLIET. — *Thèse* de Paris. 1882.

MONDON. —   —   1889.

MUSSO. — *Rivista clinica di Bologna* (an. in *Arch. russes de Psych. et de Neur.*. 1886, t. VIII, p. 211).

OBERSTEINER. — In *Semaine médicale*, 1886, p. 27.

OGIER et SOCQUET. — *Ann. hyg.*, 1881, t. XXII, p. 40.

ORFILA. — *Méd. lég.*, t. III, 1848.

PIA. — Détails des succès de l'établissement fait par la ville de Paris en faveur des noyés, 1775.

PORTAL. — Observations sur les funestes effets des vapeurs méphitiques sur le corps de l'homme, 1775.

POUCHET, BOUCHEREAU, BRIAND et MOTET (in *Semaine médicale*), 1888, p. 26, 335, 453.

PŒLCHEN. — *Virchow's Archiv*, 1865, t. CXII, p. 26.

—   — In *Berliner Klinische Wochenschrift*, 1882. n° 26.

POSSELT. — *Wien. Klin. Woch*, 1893, n° 21 et 22.

PLANTEAU. — *Thèse* de Bordeaux, 1883.

RAFFEGEAU. — *Ann. Médico-Psych*, mai-juin 1889.

REMACK. — Mémoire présenté à l'Ac. des Sciences, le 25 septembre 1864 ; sur la production de certaiaes névroses par l'oxyde de carbone.

RICHARDIÈRE. — *Gaz des Hôpitaux.* 1894.

ROCHARD. — *Union médicale*, 1894, p. 133.

RÉGIS. — *Arch. de Neurologie*, 1895, p. 202.

ROUILLARD. — *Thèse* de Paris, 1885.

RUATA. — *Gaz. médic. di Torino*, 1892, n° 24.

SIMON. — *Thèse inaugurale*, 1883.

SCOTT. — in *The Lancet.* 1896, p. 217.

SCHWERIN. — *Berlin. Klin. Woch.*, 1897, n° 45, p. 1089

TAYLOR. — *Méd. lég.*, 1886.

THOMSEN. — *Berl. Klin. Woch.*, 1888, p. 675.

TOULOUSE. — Les causes de la folie. Prophylaxie et assistance (Paris). 1896, p. 205.

TRENEL. — *Gaz. hebd. de méd. et chirurg.*, 1895, n° 30, p. 351.

TRUELLE et PETIT. — *Arch. de Neurologie*, août 1901, p. 86.

VALLON. — Pseudo-paralysie générale, saturnine et alcoolique (Paris). 1894.

VIALETTES. — *Thèse* de Paris, 1895.

VIBERT. — Toxicologie, 1900.

VAUTHIER. — Les Poisons, 1880.

WASCHMUTH. — Paralysenanliche Intoxications psychosen. *Thèse inaug.* Marbrough, 1897.

IMPRIMERIE F. DEVERDUN BUZANÇAIS (INDRE)

www.ingramcontent.com/pod-product-compliance
Ingram Content Group UK Ltd.
Pitfield, Milton Keynes, MK11 3LW, UK
UKHW031811170726
13836UKWH00003B/1337